EASY MEDITATION
FOR EVERYONE

La meditazione facile per tutti

YAMIR SURYA

UN DOVEROSO RINGRAZIAMENTO VA ALLA MIA COLLABORATRICE TAMY,

Nella creazioni dei disegni sulle posizioni meditative.

GRAZIE TAMY…..

NAMASTE'

Salve a tutti mi presento, sono Yamir Surya, nato in India tanti anni fa, l'età è solo un dato anagrafico per me, fin da piccolo sono stato attratto dalla disciplina Yoga, meditazione e tutto quello che gira intorno a questo mondo di benessere, trovandone nel tempo un notevole beneficio sia fisico che mentale.

Ecco perché dopo molti anni passati a sfamare la mia brama di sapere, ho deciso, nella speranza di fare del bene, di mettere a disposizione le mie esperienze nella meditazione a chiunque voglia intraprendere un percorso psicofisico per un miglior stile di vita quotidiano. Creando piccoli libretti dal linguaggio semplice, alla portata di tutti, grandi e piccoli, uomini e donne, giovani o anziani, nella sola ricerca di un appagamento spirituale e fisico adatto ad ognuno di Voi.

Spero che questo libretto ti possa essere utile!

La meditazione è una tecnica di rilassamento molto efficace che aiuta a rilassarsi sia fisicamente che mentalmente. Ci sono diversi approcci alla meditazione, ma in generale, la pratica si concentra su tecniche di respirazione, visualizzazione e consapevolezza del corpo e della mente.

Ecco alcuni modi in cui la meditazione può aiutare a rilassarsi:

1. Riduce lo stress: una pratica regolare può aiutare a ridurre i livelli di stress e di ansia. Ciò può portare ad una diminuzione dello sbalzo di tensione nel corpo, aiutando a ridurre i sintomi fisici del tuo stress.

2. Migliora la qualità del sonno: la meditazione può aiutare a migliorare la qualità del sonno, aiutandoti ad addormentarti più facilmente e restare addormentato più a lungo.

3. Riduce la tensione del corpo: la meditazione può aiutare a rilassare la muscolatura e ridurre la tensione nel corpo, aiutando a diminuire i sintomi fisici della tensione emotiva.

4. Migliora la concentrazione: la meditazione può aiutare a migliorare la capacità di concentrazione, aiutando a ridurre la mente e a calmare i pensieri circolanti, facilitando il rilassamento.

La meditazione può essere praticata in modo autonomo, ma è anche possibile prendere parte a sessioni guidate, come le classi di meditazione o utilizzare app specializzate che hanno degli specifici programmi per raggiungere il rilassamento.
E' importante praticarla regolarmente, almeno una volta al giorno, per notare i benefici a lungo termine.

INTRODUZIONE ALLA MEDITAZIONE:

Capitolo 1: Introduzione alla Meditazione

- Cos'è la meditazione e perché la gente sceglie di meditare
- La meditazione come strumento per il benessere mentale e fisico
- I vari tipi di meditazione esistenti (Mindfulness, Yoga, Meditazione Trascendentale, Vipassana, ecc.)
- Il ruolo del silenzio e della concentrazione nella meditazione

Capitolo 2: Benefici della Meditazione

- Rilassamento mentale e fisico
- Riduzione dello stress e dell'ansia
- Miglioramento del sonno
- Maggiore consapevolezza di sé e del proprio ambiente
- Incremento della memoria e della concentrazione

Capitolo 3: La Respirazione nella Meditazione

- Il ruolo della respirazione nella meditazione e come utilizzarla per rilassarsi
- Tecniche di respirazione base per la meditazione (es. Respirazione diaframmatica)
- Come utilizzare la respirazione per liberare la mente dai pensieri distrattivi

Capitolo 4: Tecniche di Base di Meditazione e Rilassamento

- Tecniche di meditazione base (es. Concentrazione sui sensi, sulle immagini mentali, ecc.)
- Come creare uno spazio adeguato per la meditazione
- Tecniche di rilassamento base (es. rilassamento muscolare progressivo e visualizzazione guidata)

Capitolo 5: Tecniche Avanzate di Rilassamento

- Tecniche di meditazione avanzate (ad esempio la meditazione guidata, la meditazione con mantra, ecc.)
- Tecniche di rilassamento avanzate (ad esempio la meditazione sonora, il rilassamento autogeno, ecc.)
- Come utilizzare i suoni e la musica per approfondire lo stato di rilassamento

Capitolo 1:

INTRODUZIONE ALLA MEDITAZIONE

La meditazione è una pratica millenaria che viene utilizzata in diverse culture in tutto il mondo. Negli ultimi anni, la meditazione è diventata sempre più popolare, grazie ai molteplici benefici che può apportare sia al benessere mentale che fisico.

Ma perché la gente sceglie di meditare? Ci sono diverse ragioni per cui molte persone si avvicinano alla meditazione. Molte persone scelgono di meditare per aiutare a gestire lo stress e l'ansia, per evitare di rimanere coinvolte in paure e preoccupazioni, per migliorare la loro attenzione e concentrazione, aumentare la loro consapevolezza di sé e del proprio ambiente, o semplicemente per rilassarsi e sentirsi meglio.

La meditazione può essere un'efficace strumento per il benessere mentale e fisico. È sempre più riconosciuta come una tecnica utile per la riduzione dello stress, del sonno migliore e del rilassamento fisico. La meditazione può anche aiutare a ridurre l'ansia e la depressione.

La meditazione è un'abilità che può essere sviluppata e migliorata. Mentre alcune tecniche possono apparire più facili di altre, la meditazione richiede tempo e pratica costante per ottenere i massimi benefici. Tuttavia, ciò che rende la meditazione un'esperienza gratificante è il fatto che non c'è una regola stabilita su come fare le cose. Ognuno <u>può sviluppare una propria tecnica di meditazione che meglio si adatta alle loro esigenze.</u>

In conclusione, la meditazione è una pratica semplice e accessibile che può apportare molti benefici personali. Indipendentemente dal motivo per cui una persona sceglie di avvicinarsi alla meditazione, sono molti i benefici che possono essere raggiunti attraverso questa pratica. Se sei interessato a scoprire come la meditazione può aiutarti a migliorare la tua vita quotidiana, continua a leggere i seguenti capitoli per scoprire come iniziare.

I Diversi Tipi di Meditazione

Introduzione:

La pratica meditativa è una potente risorsa per il benessere mentale, emotivo e fisico. Nel corso degli anni, sono emersi vari tipi di meditazione, ognuno con i propri obiettivi e approcci unici. In questo capitolo, esploreremo quattro dei più diffusi tipi di meditazione: mindfulness, vipassana, yoga e meditazione trascendentale.

La Mindfulness

La mindfulness, originaria dell'antica tradizione buddhista, è diventata popolare in Occidente per la sua efficacia nel ridurre lo stress e migliorare la consapevolezza di se stessi e dell'ambiente circostante. Durante la pratica della mindfulness, ci si concentra consapevolmente sull'esperienza del momento presente, accettando i pensieri, le emozioni e le sensazioni senza giudicarle. Questo tipo di meditazione può essere praticato seduti o in movimento, permettendo di sviluppare una maggiore consapevolezza di come la mente funziona e di come siamo connessi al mondo intorno a noi.

La Vipassana

La vipassana, che si traduce come "visione chiara" o "visione penetrante", è una forma di meditazione contemplativa originaria del Buddhismo Theravada. La pratica della vipassana si concentra sull'osservazione profonda e senza giudizio delle sensazioni fisiche, dei sentimenti, dei pensieri e delle percezioni che emergono nella mente e nel corpo. Attraverso questa osservazione, si sviluppa una consapevolezza acuta della natura impermanente di tutte le esperienze e si comincia a liberarsi dalle sofferenze causate dall'attaccamento e dall'illusione dell'io separato.

Lo Yoga

Lo yoga, originario dell'antica tradizione indiana, è molto più di una semplice pratica fisica. Include anche una pratica meditativa che aiuta a raggiungere l'unione tra mente, corpo e spirito. Durante la meditazione yoga, si cerca di concentrare l'attenzione sulla respirazione, sui pensieri positivi e sulle sensazioni fisiche, creando uno stato di calma e di armonia interiore. Questa pratica non solo migliora la flessibilità e la forza fisica, ma aiuta anche a ridurre lo stress e a migliorare l'equilibrio emotivo.

La Meditazione Trascendentale

La meditazione trascendentale è un tipo di meditazione introspettiva sviluppato da Maharishi Mahesh Yogi. Durante la pratica della meditazione trascendentale, ci si concentra su un mantra personale, un suono o una frase senza significato specifico. Questo mantra viene ripetuto nella mente in modo silenzioso, consentendo alla mente di calmarsi e di raggiungere uno stato di profonda calma e di consapevolezza interiore. L'obiettivo della meditazione trascendentale è favorire il rilassamento profondo e la riduzione dello stress, nonché la connessione con l'essenza interiore.

Conclusione:

Ogni tipo di meditazione ha vantaggi unici e può essere adatto a diverse persone a seconda delle loro esigenze e preferenze. La mindfulness, la vipassana, lo yoga e la meditazione trascendentale sono solo alcuni dei numerosi approcci alla meditazione, ma tutti offrono un percorso verso il benessere e la consapevolezza. Sperimentando e scoprendo quale tipo di meditazione si adatta meglio a te, potrai accedere ai benefici e ai profondi effetti positivi che la pratica meditativa può offrire.

Ora sta a voi scegliere la pratica meditativa più adatta alle vostre emozioni.

Il Ruolo del Silenzio e della Concentrazione nella Meditazione

Nella pratica meditativa, il silenzio e la concentrazione giocano un ruolo fondamentale nell'aiutarci a raggiungere uno stato di calma e di profonda consapevolezza interiore. In questo capitolo, esploreremo l'importanza del silenzio e della concentrazione nella meditazione e come possono contribuire alla nostra esperienza di tranquillità e serenità.

Il Silenzio Come Base per la Meditazione

Il silenzio è un elemento chiave che ci aiuta a eliminare le distrazioni esterne e a portare la nostra attenzione all'interno di noi stessi. La pratica della meditazione richiede uno spazio tranquillo e privo di rumore, dove possiamo ritirarci dalla frenesia della vita quotidiana e connetterci con la nostra profondità interiore. Il silenzio ci permette di allentare le tensioni, di calmarci e di essere presenti nel momento presente. È solo in quel silenzio che possiamo iniziare a scoprire la nostra vera natura e a sperimentare la pace interiore.

La Concentrazione Come Focalizzazione dell'Attività Mentale

La concentrazione è un'abilità fondamentale nella meditazione, poiché ci aiuta a coltivare la capacità di dirigere la nostra attenzione in modo intenzionale e a mantenere la mente focalizzata. Durante la meditazione, possiamo utilizzare diversi oggetti di concentrazione, come la respirazione, un mantra o un punto fisso, per aiutarci a mantenere la mente stabile e immersa nel presente. Attraverso la pratica costante della concentrazione, sviluppiamo la capacità di osservare i nostri pensieri in modo distaccato e di evitare le distrazioni che possono disturbare la nostra calma interiore.

Il Silenzio Come Ponte Verso l'Auto-Conoscenza

Il silenzio nella meditazione non riguarda solo l'assenza di suoni esterni, ma anche la quiete mentale e la liberazione dai pensieri incessanti. Entrando nel silenzio interiore, siamo in grado di ascoltare la nostra voce interiore, di comprendere i nostri desideri più profondi e di scoprire le nostre paure nascoste. Questa pratica ci aiuta ad accettare le nostre emozioni e i nostri pensieri senza giudizio, permettendoci di sviluppare una maggiore consapevolezza di noi stessi e di accedere a una conoscenza più profonda.

La Concentrazione Come Strumento per l'Approfondimento Spirituale

Attraverso la pratica della concentrazione nella meditazione, siamo in grado di esplorare i livelli più profondi della nostra coscienza e di avvicinarci al nostro vero sé spirituale. La concentrazione ci permette di andare oltre la superficie dei nostri pensieri e delle nostre emozioni, e di scoprire l'essenza pura e inesauribile che risiede in noi. Questa esperienza può portare ad un senso di unità, connessione e serenità profonde, aprendo la porta alla trasformazione e alla crescita spirituale.

Conclusioni:

Il silenzio e la concentrazione sono elementi essenziali nella pratica meditativa. Rappresentano il sentiero che ci conduce alla pace interiore, all'autoconoscenza e all'approfondimento spirituale. Attraverso il silenzio, possiamo sintonizzarci con la nostra voce interiore e ascoltare la saggezza che risiede in noi. La concentrazione, invece, ci aiuta a mantenere la mente stabile e focalizzata, permettendoci di sperimentare uno stato di tranquillità e di connessione profonda. Coltivando il silenzio e la concentrazione nella nostra pratica meditativa, possiamo raggiungere livelli più elevati di consapevolezza e scoprire nuove dimensioni di serenità e saggezza dentro di noi.

Capitolo 2:

benefici della meditazione

La meditazione è una tecnica di rilassamento molto efficace che aiuta a rilassarsi sia fisicamente che mentalmente, in generale la pratica si concentra su tecniche di respirazione, visualizzazione e consapevolezza del corpo e della mente.
Inoltre consiste nell'allenare la mente a concentrarsi sul presente e ad evitare pensieri distrattivi. Studi recenti hanno dimostrato che la meditazione può avere numerosi benefici per la memoria e la concentrazione.

Ecco alcuni modi in cui la meditazione può aiutare a rilassarsi ed a concentrarsi:

Riduce lo stress: una pratica regolare può aiutare a ridurre i livelli di stress e di ansia. Ciò può portare ad una diminuzione dello sbalzo di tensione nel corpo, aiutando a ridurre i sintomi fisici dello stress.

Miglioramento della memoria:
La meditazione può migliorare la memoria a breve termine, grazie alla sua capacità di incrementare l'attenzione e la concentrazione.

Incremento della capacità di apprendimento:
La meditazione può aumentare la capacità di apprendimento e di assimilazione delle informazioni.

Migliora la qualità del sonno: la meditazione può aiutare a migliorare la qualità del sonno, aiutandoti ad addormentarti più facilmente e restare addormentato più a lungo.

Incremento dell'attenzione:
La meditazione può aumentare la capacità di concentrarsi sull'oggetto del lavoro o dello studio, migliorando la memoria a

breve e lungo termine

Aumento della flessibilità cognitiva:

La meditazione può rendere la mente più flessibile, permettendo di pensare in modo più creativo e di risolvere problemi con più efficacia.

Riduce la tensione del corpo:

La meditazione può aiutare a rilassare la muscolatura e ridurre la tensione nel corpo, aiutando a diminuire i sintomi fisici della tensione emotiva.

La meditazione può essere praticata in modo autonomo, ma è anche possibile prendere parte a sessioni guidate, come le classi di meditazione o utilizzare app specializzate che hanno degli specifici programmi per raggiungere il rilassamento.
E' importante praticarla regolarmente, almeno una volta al giorno, per notare i benefici a lungo termine.

La meditazione può anche aiutare a creare una maggiore consapevolezza di sé e dell'ambiente circostante. Ciò può contribuire a migliorare il sonno in quanto si diventa più consapevoli dei propri pensieri e delle sensazioni fisiche, riducendo la capacità della mente di divagare e mantenendo una maggiore calma interiore.

La pratica meditativa può essere utilizzata anche per creare un ambiente di sonno rilassante. Ciò può includere la creazione del giusto clima nell'ambiente circostante, come una temperatura fresca, una luce soffusa e la creazione di un'atmosfera calma e rilassante attraverso la musica o suoni della natura.

La meditazione può anche aiutare a ridurre l'energia negativa e gli stati d'ansia prima di dormire, aiutando a calmare la mente e il corpo, favorendo il rilassamento e la riduzione della tensione.

Infine, la pratica meditativa regolare può contribuire a creare un equilibrio tra la vita quotidiana e il riposo notturno. Ciò può contribuire a creare uno stile di vita equilibrato che favorisce il sonno e un miglioramento della qualità della vita.

Per ottenere i migliori risultati dalla meditazione, è importante praticarla regolarmente. Inoltre, è possibile combinarla con tecniche di respirazione o di visualizzazione, per incrementare i benefici e migliorare la capacità di concentrarsi e di memorizzare.

CAPITOLO 3:

La respirazione nella meditazione

La respirazione è un elemento fondamentale della meditazione, in quanto ci aiuta a concentrarci sul presente e a liberare la mente dai pensieri distrattivi. In questa breve guida, esploreremo il ruolo della respirazione nella meditazione e ti darò alcuni consigli su come utilizzarla al meglio.

La respirazione come punto di concentrarsi

Durante la meditazione, siamo spesso invitati a concentrarci sulla nostra respirazione. Ciò significa che prestiamo attenzione al ritmo del nostro respiro, alle sensazioni che proviamo mentre inspiriamo ed espiriamo, e alla qualità del nostro respiro in generale. Questo esercizio di focalizzazione ci aiuta a "staccare" dalla frenesia quotidiana e a ritrovare la calma mentale.

Utilizzare la respirazione per rilassarsi

La respirazione può anche essere utilizzata come strumento per il rilassamento. Durante la meditazione, prova a inspirare lentamente per contare fino a 4, quindi a trattenere il respiro per altri 2 secondi, e infine espirare lentamente per 6 secondi. Questo esercizio di respirazione profonda può aiutarti a ridurre il livello di stress e di tensione muscolare.

La respirazione come "ancora" nel presente

Infine, la respirazione può diventare una sorta di "ancora" nel presente, che ti permette di rimanere al centro di te stesso e di non farti distrarre dai pensieri o dagli eventi esterni. Anche quando non mediti attivamente, prendi qualche minuto ogni tanto per concentrarti sulla respirazione e sulla sensazione del respiro che entra ed esce dal tuo corpo. Ciò ti aiuterà a ristabilire la calma interiore e a ritrovare la concentrazione.

In sintesi, la respirazione è un elemento cruciale della meditazione, poiché ci aiuta a concentrarci sul presente, a liberare la mente dallo stress e dalla tensione, e a rimanere centrati nel qui e ora. Spero che questi consigli ti siano stati utili per integrare la respirazione nella tua pratica meditativa.

La respirazione diaframmatica

E' una tecnica di respirazione profonda che coinvolge il muscolo del diaframma, il muscolo principale responsabile dell'espansione del torace durante la respirazione. Questa tecnica di respirazione è stata dimostrata efficace per ridurre lo stress e l'ansia, migliorare la qualità del sonno e la salute cardiovascolare. Di seguito ti spiego come effettuare una respirazione diaframmatica in 3 passi.

IMMERGITI NEI FONDAMENTI

Trova una posizione comoda:
La respirazione diaframmatica può essere effettuata in posizione seduta o sdraiata. Scegli una posizione che ti consenta di rilassare il corpo e di avere una spina dorsale allungata.

Focalizza la tua attenzione sull'addome:
La respirazione diaframmatica coinvolge il muscolo del diaframma, il distretto toracico e l'addome. Quando respiri, concentra la tua attenzione sulla zona addominale e senti il movimento del diaframma che spinge e trattiene l'aria.

Inspira lentamente dal naso:
Espira completamente l'aria dai polmoni e inspira lentamente dal naso. Porta l'aria nei polmoni e nell'addome, sentendo l'espansione dell'addome mentre inspiri.

COMINCIA LA PRATICA

Espira lentamente:
Quando hai inspirato completamente, espira lentamente attraverso la bocca. Durante l'espirazione, contrai il muscolo addominale per aiutare il diaframma a spostare l'aria dai polmoni.

Continua il ciclo respiratorio:
Continua ad inspirare lentamente dal naso e ad espirare attraverso la bocca, e concentrati sulla sensazione dell'aria che entra e esce dai polmoni e dall'addome. Puoi iniziare con un ciclo respiratorio di 4 secondi di inspirazione e 4 secondi di espirazione e poi adattarlo alle tue esigenze.

Pratica la respirazione diaframmatica ogni giorno:
La respirazione diaframmatica richiede pratica e dedizione per diventare efficace. Pratica regolarmente, anche solo per 5-10 minuti al giorno, per sperimentare i benefici su stress e ansia.

Consigli e trucchi

Usa delle visualizzazioni:
Se ti aiuta, puoi visualizzare la respirazione entrare e uscire dal tuo corpo, o immaginare l'aria che attraversa il diaframma e i polmoni.

Fai uso di musica rilassante:
La musica rilassante può aiutarti a rilassarti durante la respirazione diaframmatica e a focalizzare la tua attenzione sulla pratica.

Trova un braccialetto o un oggetto da tenere in mano:
Tenere un semplice braccialetto o un oggetto in mano può aiutare a concentrarsi sulla pratica e ad avere una sensazione fisica di rilassamento.

Rilassati completamente:
La respirazione diaframmatica è efficace solo quando il corpo è completamente rilassato. Lascia che le spalle si rilassino, che la mandibola si allenti e che le gambe si sciolgano..

Seguendo attentamente questi suggerimenti e tenendo a mente i fondamenti, fai esperienza con la respirazione diaframmatica. Con il tempo, potrai sperimentare un senso di calma e benessere interiore, oltre a migliorare la tua salute fisica e mentale.

Come utilizzare la respirazione per liberare la mente

La respirazione è un'importante tecnica di meditazione. La pratica della respirazione consapevole può aiutare a liberare la mente da pensieri distrattivi e ad aumentare la concentrazione. In questa guida esploreremo come utilizzare la respirazione nella meditazione per liberare la mente.

Iniziare con una respirazione profonda
Iniziare la meditazione con una respirazione profonda può aiutare a rilassare il corpo e la mente. Inizia espirando completamente e poi inspira lentamente attraverso il naso, contando fino a quattro. Trattiene il respiro per alcuni secondi e poi espira lentamente, contando fino a otto. Senti l'aria che entra e esce dal tuo corpo e rilassa i muscoli con ogni espirazione. Ripeti questo esercizio per un paio di minuti, finché non ti sentirai completamente rilassato.

Focalizzarsi sulla sensazione della respirazione
Una volta che sei rilassato, concentra la tua attenzione sulla sensazione del respiro che entra ed esce dal tuo corpo. Puoi sentire

la freschezza dell'aria che entra attraverso il naso e la sua calore che esce dalla bocca. Puoi sentire il movimento del diaframma che spinge l'aria dentro e fuori dai polmoni e il modo in cui il tuo ventre si espande e si contrae. Non importa quale sia la tua sensazione, concentrati su di essa.

Riconoscere i pensieri senza giudizio

Uno dei principali obiettivi della meditazione è quello di eliminare i pensieri distrattivi. Quando riconosci che la tua mente si sta allontanando dal respiro, quindi dai pensieri, concentrati sulla sensazione del respiro e distrai il tuo cervello dal pensiero distrattivo.   Non giudicare la presenza di questi pensieri, ma semplicemente nota che sono passati e riprendi il tuo focus sulla respirazione.

Visualizzare la respirazione

Visualizzare la respirazione come un'immagine può aiutare a liberare la mente. Prova a immaginare l'aria che entra nel tuo corpo come una luce o un liquido fresco e poi immagina che l'aria che fuoriesce sia il rilascio di energia negativa. Immagina dell'energia positiva che entra e quella negativa che esce dal tuo corpo. Questa visualizzazione può aiutare a rilassare la mente e aumentare la tua concentrazione.

Utilizzare la contovisualizzazione

Un'altro metodo di meditazione con respirazione è la contovisualizzazione. Durante la meditazione, conta mentalmente fino a quattro durante l'inspirazione. Trattiene il respiro e conti fino a sette e poi espira lentamente contando fino a otto. Continua questa routine, cercando di allungare gli intervalli di conto per allenare la tua mente a concentrarsi sulla respirazione e allontanare i pensieri distrattivi.

In sintesi, la respirazione può essere una potente tecnica di meditazione che ti aiuta a liberare la mente dai pensieri distrattivi e ad aumentare la concentrazione. Puoi cominciare con una respirazione profonda, concentrarti sulla sensazione della respirazione, riconoscere i pensieri senza giudizio, visualizzare la respirazione, e utilizzare la contovisualizzazione. Quando si utilizza la respirazione nella meditazione, puoi ottenere molti benefici per la tua salute mentale e fisica.

Capitolo 4:

Tecniche di Base di Meditazione e Rilassamento
Introduzione

Le tecniche di respirazione sono uno strumento prezioso per raggiungere uno stato di calma e serenità mentale. Per molti secoli, le tecniche di respiro sono state utilizzate in diverse tradizioni spirituali e culturali come modi per raggiungere stati di meditazione, concentrazione e piena consapevolezza. In questo capitolo, esploreremo il ruolo di tecniche di respirazione base come la concentrazione sui sensi e sulle immagini mentali nella promozione del benessere mentale e fisico.

La concentrazione sui sensi

La concentrazione sui sensi è una tecnica di respirazione che richiede di concentrarsi sui sensi fisici e di utilizzare la respirazione come un mezzo per focalizzarsi sul momento presente. Inizialmente, quando ci concentriamo sui sensi, possiamo notare i vari suoni, odori, sensazioni tattili e immagini che ci circondano. Questo ci aiuta ad entrare in uno stato di consapevolezza e di concentrazione, in modo tale da diventare più consapevoli del nostro respiro.

Per iniziare la tecnica della concentrazione sui sensi, ci si deve sedere in posizione eretta, comoda, in un luogo tranquillo e senza distrazioni. Una volta seduti, ci si deve concentrare sul senso del tatto, in particolare sulla sensazione delle mani sulle gambe o sulle ginocchia. Successivamente, si deve concentrarsi sull'olfatto, suoni e visuale. Una volta completata questa fase, ci si può concentrare sulla propria respirazione, osservandola senza modificarla.

Con la pratica costante, la concentrazione sui sensi può essere utilizzata per creare uno stato di rilassamento mentale e fisico, ridurre lo stress e l'ansia, migliorare la concentrazione e la consapevolezza del momento presente e facilitare il sonno.

Immagini mentali

Le immagini mentali sono un altro strumento utile per imparare a concentrarsi sulla respirazione. L'immaginazione aiuta a creare uno spazio mentale per la concentrazione e la visualizzazione di immagini positive può aiutare ad alleviare lo stress e l'ansia.

Per utilizzare l'immaginazione come parte della pratica della respirazione, ci si deve sedere in una posizione comoda e concentrarsi sul respiro. Una volta che ci si è concentrati sulla respirazione, immagini mentali possono essere visualizzate per migliorare la pratica.

Ad esempio, è possibile immaginare un luogo tranquillo e sereno in cui ti piace passare il tempo, concentrarsi sulla sensazione del respiro che entra ed esce, poi immaginare come una brezza fresca passa attraverso il tuo corpo, rinfrescandolo e liberandoti dallo stress accumulato.

L'uso della visualizzazione come strumento per la pratica della respirazione può aiutare a creare uno spazio mentale per la concentrazione e il focus. Inoltre, questo tipo di tecnica è particolarmente utile per chi ha difficoltà a rilassarsi e dormire.

Conclusioni

Le tecniche di respirazione base come la concentrazione sui sensi e le immagini mentali sono utili strumenti per raggiungere uno stato di benessere mentale e fisico. Sono tecniche semplici e possono essere praticate ovunque e in qualsiasi momento. Con la pratica costante, queste tecniche possono aiutare a ridurre lo stress, promuovere la concentrazione e la consapevolezza del momento presente, migliorare la qualità del sonno e migliorare il benessere psicologico generale.

Introduzione all'importanza di uno spazio adeguato alla meditazione

La meditazione è diventata sempre più popolare negli ultimi anni, poiché offre numerosi benefici per la salute mentale e fisica. Ma per ottenere i massimi vantaggi dalla pratica della meditazione, è importante creare uno spazio adeguato in cui ci si possa concentrare e rilassare. In questa pagina, esploreremo i vari elementi che contribuiscono a creare uno spazio ideale per la meditazione.

Scelta del luogo

La scelta del luogo giusto è fondamentale per creare uno spazio adeguato alla meditazione. Scegli un luogo tranquillo e silenzioso, dove puoi avere privacy e non essere disturbato. Assicurati che sia un ambiente pulito e ben ventilato, poiché ciò contribuirà a creare un'atmosfera di calma e serenità.

Illuminazione

L'illuminazione è un altro aspetto da considerare quando si crea uno spazio per la meditazione. Preferisci una luce soffusa, che ti aiuterà a rilassarti e a entrare in uno stato meditativo più facilmente. Puoi utilizzare candele profumate o lampade a luce calda per creare un'atmosfera più accogliente e rilassante.

Timer o sveglia

Utilizzare un timer o una sveglia può aiutarti a rimanere concentrato durante la meditazione, senza dover pensare a quanto tempo sia passato. Puoi trovare diverse app per smartphone o orologi che offrono questa funzionalità.

Decorazione e arredamento

La scelta di una decorazione e un arredamento adeguati può svolgere un ruolo significativo nell'istaurare un'ambientazione calmante e adatta alla meditazione. Opta per colori neutri o terrosi, che favoriscono una sensazione di tranquillità. Potresti considerare l'inserimento di elementi come tappeti, cuscini, candele profumate o piccoli oggetti simbolici che rappresentino la tua pratica spirituale.

Strumenti per la meditazione

Un altro aspetto importante quando si crea uno spazio di meditazione è la presenza degli strumenti giusti per agevolare la pratica. Ecco alcuni strumenti comuni che potresti considerare di avere:

Cuscini da meditazione

Un cuscino da meditazione, noto anche come zafu, è un supporto utile per mantenere una posizione comoda durante la meditazione. Puoi scegliere tra diversi stili, forme e dimensioni per trovare quello che meglio si adatta alle tue esigenze.

Tappeti da meditazione

Un tappeto da meditazione può fornire un'area dedicata e confortevole per la pratica. Assicurati di scegliere un tappeto che sia resistente, confortevole e abbastanza spesso da offrire un'adeguata ammortizzazione.

Ulteriori considerazioni e consigli pratici

Questa pagina affronterà alcune ulteriori considerazioni e consigli pratici quando si crea uno spazio adeguato alla meditazione.

1: Riduci le distrazioni

Cerca di eliminare o ridurre le distrazioni nel tuo spazio di meditazione. Spegni il telefono o mettilo in modalità silenziosa, evita di avere la televisione o altri dispositivi elettronici nelle vicinanze e informa chi ti vive con te della tua intenzione di meditare in modo che possano rispettare la tua privacy.

2: Utilizza piante o incenso

Le piante o l'incenso possono contribuire a creare un'atmosfera rilassante e rinfrescante nel tuo spazio di meditazione. Le piante possono migliorare la qualità dell'aria e aggiungere un tocco di natura, mentre l'incenso può rilasciare un profumo delicato che favorisce la calma e la concentrazione.

3: Mantieni l'ordine e la pulizia

Infine, è importante mantenere il tuo spazio di meditazione ordinato e pulito. Mantenere l'ordine ti aiuterà a sentirti tranquillo e concentrato, senza distrazioni visive. Inoltre, assicurati di pulire e rimuovere eventuali polvere o sporcizia regolarmente, per mantenere l'ambiente fresco e piacevole.

Conclusione:

Creare uno spazio adeguato alla meditazione può contribuire significativamente a migliorare la tua pratica. Speriamo che questa guida ti abbia fornito informazioni utili per iniziare a creare il tuo spazio di meditazione personale. Ricorda, l'obiettivo principale è creare un ambiente tranquillo, rilassante e privato, in cui puoi concentrarti sulla tua pratica di meditazione e ottenere i massimi benefici. Buona meditazione!

Tecniche di rilassamento base
(es. rilassamento muscolare progressivo e visualizzazione guidata)

Introduzione

La meditazione è una pratica millenaria che ha dimostrato di avere molti benefici per la salute mentale e fisica. Oltre alla meditazione mindfulness e alla pratica del respiro, il rilassamento muscolare progressivo e la visualizzazione guidata sono due tecniche di meditazione molto utili per ridurre lo stress, l'ansia e la tensione muscolare. In questo capitolo, esploreremo in profondità queste due tecniche di meditazione.

Rilassamento muscolare progressivo

La tecnica del rilassamento muscolare progressivo consente di ridurre la tensione muscolare aumentando il tono muscolare di diverse regioni del corpo, per poi rilassarle gradualmente. La tecnica è particolarmente utile per coloro che hanno problemi di tensione muscolare causati da stress e ansia.

Per iniziare la pratica del rilassamento muscolare progressivo, ci si deve sdraiare o sedere in una posizione comoda e rilassante. Una volta in posizione, si deve iniziare a rilassare i muscoli del viso, le mascelle e la fronte. Successivamente, ci si deve concentrare su diverse parti del corpo come le spalle, le braccia, i polsi, le dita, l'addome e le gambe. In ogni momento, è essenziale concentrarsi sulla respirazione e sulla sensazione di rilassamento dei muscoli.

Con la pratica costante, il rilassamento muscolare progressivo può aiutare a ridurre lo stress e l'ansia, migliorare la qualità del sonno e alleviare la tensione muscolare. Può essere anche praticato in qualsiasi momento della giornata per ridurre la tensione accumulata.

Visualizzazione guidata

La meditazione attraverso la visualizzazione guidata consente di aumentare la consapevolezza del momento presente attraverso l'uso di immagini mentali. Questa tecnica è ideale per ridurre lo stress e l'ansia e può essere utilizzata anche per aiutare a raggiungere gli obiettivi personali e professionali.

Per iniziare la pratica della visualizzazione guidata, ci si deve sedere in una posizione comoda e concentrarsi sulla respirazione. Successivamente, si deve iniziare a visualizzare immagini che rappresentino un'idea o un obiettivo specifico, come rilassarsi su una spiaggia o superare un'attività che preoccupa.

È importante concentrarsi sulla sensazione di essere lì e sulla consapevolezza del momento presente. La pratica della visualizzazione guidata può essere svolta anche in gruppo, ad esempio in un centro yoga, ma può anche essere praticata a casa.

Con la pratica costante, la visualizzazione guidata può aiutare a ridurre lo stress e l'ansia, aumentare la consapevolezza del momento presente e aiutare a raggiungere gli obiettivi personali e professionali.

Conclusioni

Il rilassamento muscolare progressivo e la visualizzazione guidata sono due tecniche di meditazione utili per ridurre lo stress e l'ansia e alleviare la tensione muscolare. Entrambe le tecniche sono semplici da eseguire e non richiedono strumenti particolari. La pratica costante delle tecniche di meditazione può aiutare a migliorare il benessere mentale e fisico, la qualità del sonno e la capacità di gestire lo stress e le situazioni difficili.

CAPITOLO 5:

Tecniche di meditazione avanzate
(ad esempio la meditazione guidata, la meditazione con mantra,
ecc.)

Introduzione

La meditazione è una pratica antica che coinvolge l'acquisizione
di una maggiore consapevolezza dei propri pensieri e emozioni.
Tuttavia, esistono molte tecniche differenti di meditazione, ognuna
delle quali può essere adatta a persone che hanno esigenze diverse e
decisi obiettivi. In questo capitolo, esploreremo diverse tecniche di
meditazione avanzate, tra cui la meditazione guidata e quella con il
mantra.

La meditazione guidata

La meditazione guidata prevede di essere guidati attraverso una
meditazione da un insegnante o registrando una guida audio da
seguire. Tale tecnica si basa sull'idea di creare una ambientazione
mentale positiva utilizzando immagini, parole ed esperienze
sensoriali che favoriscono il rilassamento e riducono lo stress.

Per iniziare la pratica di una meditazione guidata, ci si deve trovare
in un luogo silenzioso e tranquillo. Si sceglie una guida audio
che corrisponde agli interessi e agli obiettivi personali. Una volta
trovata la guida più adatta, ci si sdraia o si siede in posizione comoda
e si inizia a seguire la guida.

L'insegnante di meditazione o la guida audio ti guiderà attraverso
un processo di rilassamento, incoraggiando la respirazione
profonda e l'assunzione di immagini mentali rilassanti. Durante
la meditazione guidata, non è necessario concentrarsi sulla
respirazione, ma seguire le indicazioni della guida, senza
preoccuparsi di pensare o giudicare i propri pensieri.

Con la pratica costante della meditazione guidata si possono ottenere molti benefici tra cui il rilassamento, l'aumento della consapevolezza del momento presente e la riduzione dello stress. Può essere inoltre particolarmente utile per coloro che hanno difficoltà nella meditazione autonoma.

La meditazione con il mantra

La meditazione con il mantra si basa sull'idea che la ripetizione o la recitazione di un suono specifico può aiutare a calmare la mente e favorire il rilassamento. Un mantra può essere una sola parola o una breve frase che viene ripetuta a bassa voce o mentalmente, al fine di concentrarsi sulla sensazione fisica e sulla vibrazione del suono.

Per iniziare la pratica della meditazione con il mantra, ci si deve trovare in un luogo silenzioso e tranquillo, in una posizione comoda. Si sceglie un mantra che ha un significato personale, poi si può ripetere ad alta voce o a bassa voce, lentamente, osservando attentamente il suono.

Una volta scelto il mantra, si concentra l'attenzione sulla ripetizione costante del mantra, liberando la mente dalle preoccupazioni e dallo stress. Benefici della pratica includono una riduzione del livello di ansia e stress, il miglioramento della concentrazione e della memoria, e un aumento del senso di connessione con se stessi e con gli altri.

Conclusioni

La meditazione guidata e con il mantra, sono due tecniche di meditazione avanzate utili per migliorare la qualità della vita e ridurre lo stress. Grazie alla pratica costante di queste tecniche, è possibile ridurre l'ansia e il livello di stress, migliorare il benessere mentale e fisico e aumentare la consapevolezza del momento presente. Tuttavia, non esiste una tecnica di meditazione adeguata per tutti. Pertanto, si consiglia di sperimentare diverse tecniche e scegliere quella più adatta alle proprie necessità e ai propri obiettivi.

Tecniche di rilassamento avanzate
(ad esempio la meditazione sonora, il rilassamento autogeno, ecc.)

Introduzione

Il rilassamento è un'importante abilità che può essere acquisita utilizzando una serie di tecniche di meditazione. Due di queste tecniche avanzate di rilassamento sono la meditazione sonora e il rilassamento autogeno. In questo capitolo, esploreremo in dettaglio queste due tecniche, illustrando i loro benefici, così come i modi in cui possono essere praticati.

La Meditazione Sonora

La meditazione sonora è una pratica che utilizza suoni prodotti da strumenti musicali per iniziare la meditazione. Questi suoni possono essere generati da vari strumenti musicali, come i gong, le campane tibetane, le conchiglie di grandi dimensioni, e altri.

Per iniziare la pratica della meditazione sonora, ci si deve trovare in un luogo silenzioso e tranquillo, e avere uno strumento musicale a disposizione. Una volta in posizione, si suona lo strumento, facendo suonare le note per un breve periodo di tempo, concentrandosi sulla vibrazione e sul suono che si sviluppa.

Durante la meditazione sonora, il meditatore non si concentra sulla respirazione come nella maggior parte delle altre tecniche di meditazione. Invece, il focus si concentra sulla sensazione fisica e sugli effetti acustici del suono.

La pratica costante della meditazione sonora ha diversi benefici, tra cui un maggiore senso di pace, il miglioramento della concentrazione, la riduzione dello stress e l'abbassamento della pressione sanguigna.

Rilassamento Autogeno

Il rilassamento autogeno è una tecnica di meditazione che consiste nell'allenamento del meditatore a rilassarsi attraverso l'autosuggestione. Il meditatore si concentra sulla sensazione fisica del rilassamento in diverse parti del corpo.

Per iniziare la pratica del rilassamento autogeno, ci si deve trovare in un luogo silenzioso e tranquillo, e sedersi o sdraiarsi in una posizione comoda. Successivamente, ci si concentra sulla respirazione per un breve periodo di tempo.

Una volta stabilita una respirazione regolare, si inizia a concentrarsi su una parte del corpo alla volta, e si immagina di sentire il rilassamento muscolare in quella zona. Il meditatore utilizza l'autosuggestione per convincersi della sensazione fisica del rilassamento dei muscoli.

Ad esempio, il meditatore può concentrarsi sulla zona del petto, e immaginare di sentirsi rilassato, centrandosi sulla sensazione di calma che si sente in quella zona. Successivamente, si ripete il processo con altre aree del corpo, come le gambe, le braccia, la schiena e il collo.

La pratica costante del rilassamento autogeno può aiutare a ridurre il livello di ansia, a migliorare la qualità del sonno e a promuovere una maggiore consapevolezza di se stessi.

Conclusioni

La meditazione sonora e il rilassamento autogeno sono due tecniche di meditazione avanzate che possono aiutare a ridurre lo stress, migliorare il benessere mentale e fisico e aumentare la consapevolezza del momento presente. La meditazione sonora utilizza la potenza del suono per guidare la mente verso la meditazione, mentre il rilassamento autogeno consente al meditatore di concentrarsi sulle sensazioni fisiche di rilassamento nel corpo.

Entrambe le tecniche possono essere praticate in qualsiasi momento della giornata, in qualsiasi luogo, consentendo al meditatore di trovare un momento di pace e tranquillità in mezzo alle responsabilità quotidiane. Con la pratica costante, è possibile acquisire le abilità necessaire per ridurre lo stress e aumentare la gioia e la serenità nella vita quotidiana.

Come utilizzare i suoni e la musica per approfondire lo stato di rilassamento

Introduzione alle tecniche avanzate di meditazione con i suoni e la musica per il rilassamento

Il rilassamento è un'abilità importante che può essere acquisita utilizzando una serie di tecniche di meditazione avanzate, tra cui la meditazione sonora e il rilassamento autogeno. La musica e i suoni possono essere utilizzati con successo per approfondire lo stato di rilassamento e aumentare la capacità di mantenere la calma in momenti di stress e ansia. In questo capitolo, esploreremo in dettaglio come queste tecniche avanzate possono aiutare a raggiungere uno stato più profondo di rilassamento attraverso l'uso di suoni e musica.

La meditazione sonora per il rilassamento

La meditazione sonora è una pratica di meditazione che utilizza suoni prodotti da strumenti musicali per iniziare la meditazione. Questi suoni possono essere generati da una varietà di strumenti come gong, campane tibetane, conchiglie di grandi dimensioni e altri.

Per iniziare la pratica della meditazione sonora, ci si deve trovare in un luogo tranquillo e silenzioso e avere uno strumento musicale a disposizione. Una volta in posizione, suonare lo strumento per un breve periodo di tempo, concentrarsi sulla vibrazione e sul suono.

La meditazione sonora è efficace perché il suono aiuta a disattivare il cervello e raggiungere uno stato di rilassamento più profondo. La pratica costante della meditazione sonora può avere diversi benefici, come la riduzione dello stress, il miglioramento della concentrazione e la riduzione della pressione sanguigna.

La musicoterapia per il rilassamento

La musicoterapia è una tecnica che utilizza la musica per migliorare il benessere psicologico e fisico delle persone. Ci sono diversi modi in cui la musicoterapia può essere utilizzata per il rilassamento, come l'ascolto di musica rilassante o il suono di strumenti musicali.

L'ascolto di musica rilassante può abbassare la tensione muscolare e ridurre l'ansia e lo stress. Alcune persone preferiscono suonare uno strumento musicale come la chitarra acustica o il pianoforte per rilassarsi.

La musicoterapia è efficace perché la musica ha il potere di cambiare il nostro stato emotivo. Quindi, scegliere la musica giusta può promuovere uno stato di rilassamento.

Rilassamento autogeno con la musica

Il rilassamento autogeno è una tecnica di meditazione che

consiste nell'allenamento del meditatore a rilassarsi attraverso l'autosuggestione. Tuttavia, l'aggiunta della musica al processo può aumentare l'efficacia del rilassamento autogeno.

Per iniziare, ci si deve trovare in un luogo silenzioso e tranquillo e ascoltare una musica rilassante. Una volta stabilita una respirazione regolare, si inizia a concentrarsi su una parte del corpo alla volta, e si immagina di sentire il rilassamento muscolare in quella zona. Il meditatore utilizza l'autosuggestione per convincersi della sensazione fisica del rilassamento dei muscoli.

L'aggiunta della musica aiuta ad aumentare l'efficacia del rilassamento autogeno perché il suono può aiutare a raggiungere uno stato di rilassamento più profondo.

Conclusione

L'utilizzo di musica e suoni per approfondire lo stato di rilassamento è un modo efficace per ridurre lo stress e migliorare il benessere fisico e psicologico. La meditazione sonora, la musicoterapia e il rilassamento autogeno con la musica sono tecniche avanzate di meditazione che possono aiutare a ridurre la tensione muscolare e promuovere uno stato di rilassamento.

La pratica costante di tali tecniche può migliorare la tua capacità di gestire lo stress e promuovere la tranquillità nella tua vita quotidiana. Scegliendo la tecnica giusta per te e dedicando del tempo ogni giorno all'esercizio, puoi migliorare il tuo benessere emotivo e fisico.

Grazie mia cara lettrice o lettore di aver portato pazienza fino ad'ora, porgimi la mano ed entriamo nel dettaglio della pratica vera e propria, di seguito troverai alcune semplici posizioni di base per meditare, premetto, non c'è bisogno di eseguirle tutte ma solo quelle con le quali si entra più in sintonia e ci sente a proprio agio. Per rendere più agevole l'esecuzione delle posizioni, le descrizioni saranno complete di disegni dimostrativi eseguiti a mano dalla mia collaboratrice.

 Chiedo scusa per la goffa impaginazione del mio primo libro, ma se ho imparato una cosa nella mia esperienza di vita, è di non giudicare mai un libro dalla sua copertina...ma dalle emozioni che sa darti...pagina dopo pagina....

BUONA MEDITAZIONE A TUTTI

POSIZIONI DI MEDITAZIONI

Ci sono diverse posizioni adatte alla meditazione, ognuna con i propri vantaggi e svantaggi. Eccole nel dettaglio

1. Posizione del loto: questa posizione prevede di sedersi con le gambe incrociate e le mani appoggiate sulle ginocchia. Le dita delle mani possono essere raccolte a coppa, una nell'altra, o lasciate rilassate sulle ginocchia. Questa posizione richiede una notevole flessibilità delle ginocchia e delle anche.

Posizione del loto:

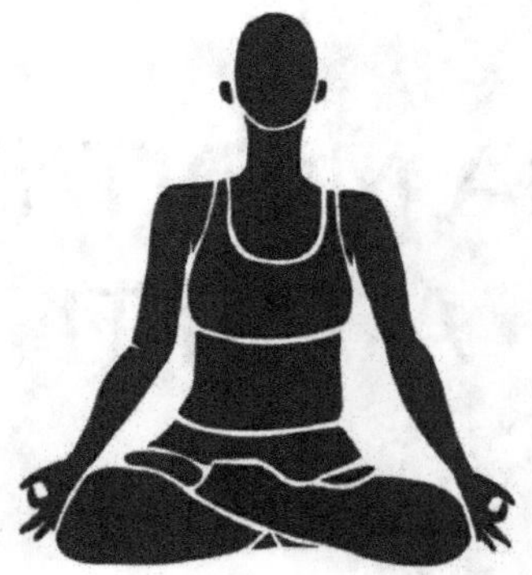

2. Posizione del mezzo loto: simile alla posizione del loto, ma con una gamba incrociata sopra l'altra invece che entrambe incrociate sotto il corpo. Anche questa posizione richiede una buona flessibilità delle ginocchia e delle anche.
Posizione del mezzo loto:

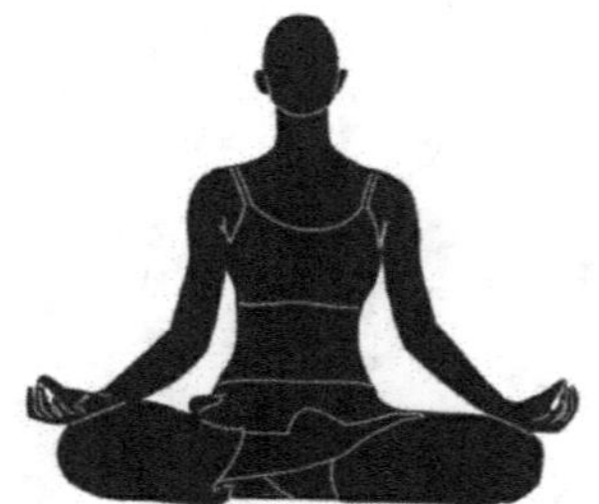

3. Posizione in ginocchio: in questa posizione ti siedi sui talloni con il sedere posizionato tra i polpacci. Le mani possono essere appoggiate sulle ginocchia o raccolte sulle dita davanti al petto. Questa posizione prevede una postura verticale e allineata.
Posizione in ginocchio:

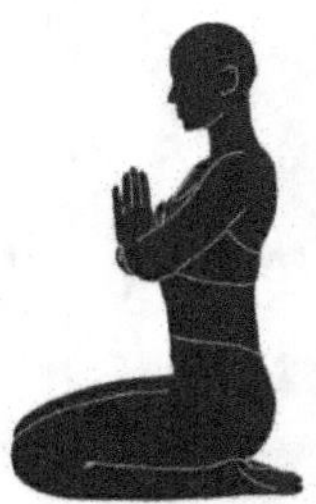

4. Posizione seduta su una sedia: questa è una posizione comoda e adatta anche a chi ha difficoltà a mantenersi in posizione seduta sul pavimento. Si siede con la schiena dritta e le mani appoggiate sulle ginocchia o sui braccioli della sedia.

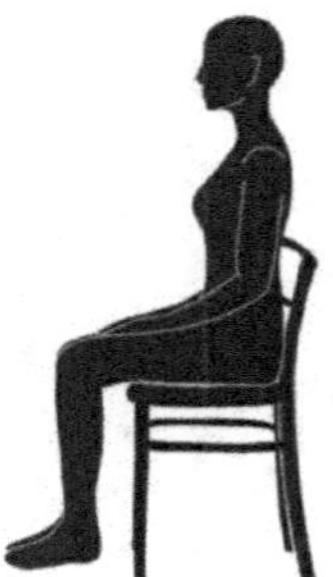

5. Posizione supina: in questa posizione, ti corichi completamente sul pavimento, con le braccia distese lungo i fianchi. Puoi appoggiare un cuscinetto sotto il capo o sotto le ginocchia per maggiore confortevolezza.

posizione supina:

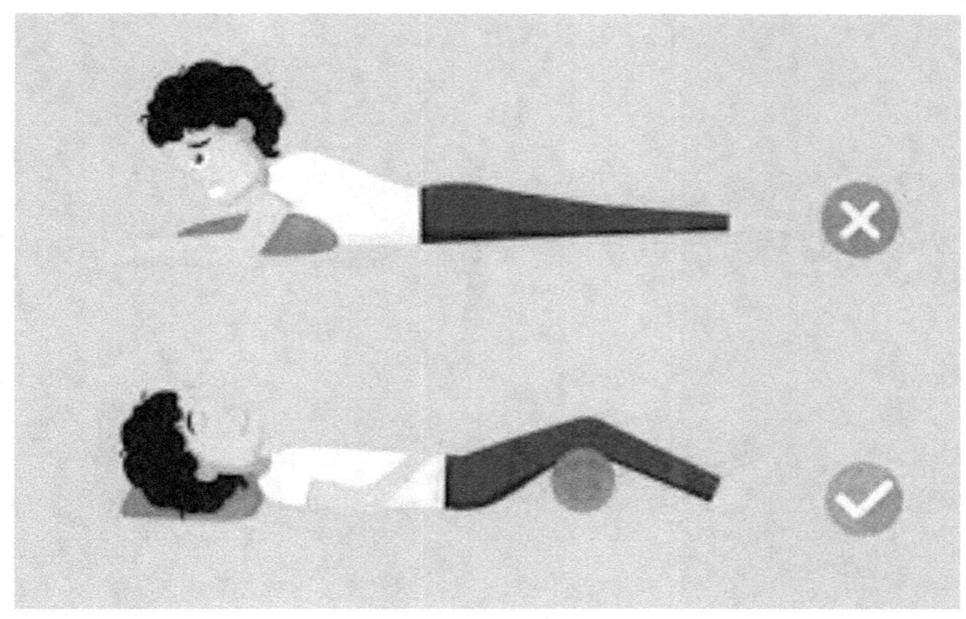

6. Posizione in piedi: in questa posizione ti tieni in piedi mantenendo la schiena dritta, le spalle rilassate e le braccia lungo i fianchi o appoggiate sulla pancia. Se hai difficoltà a mantenere l'equilibrio, puoi appoggiarti con leggerezza contro un muro.

 Scegli la posizione più adatta alle tue esigenze, ma ricorda di mantenere sempre la schiena dritta e l'attenzione concentrata sul respiro o sull'oggetto della meditazione.
Posizione in piedi:

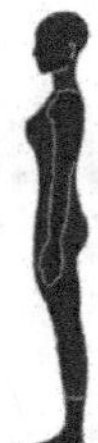

Yamir Surya nasce nel villaggio di Hampi, situato nella parte settentrionale del territorio indiano vicino alle rive del fiume Tungabhadra, come dice lui l'età è solo un dato anagrafico.

Dopo aver terminato gli studi delle scuole primarie ed essere sufficientemente autonomo, partì per un viaggio lungo una vita che lo terrà lontano dal suo villaggio per molti anni.

Gira quasi tutta l'India alla ricerca della sempre più profonda conoscenza sulla meditazione e la disciplina yoga.

Passa da monasteri a villaggi, da congregazioni di monaci a isolati eremiti, fino ad arrivare in un giorno di piena estate in Tibet nella lontana Cina.

Trova ospitalità nel famoso monastero di Drepung situato nelle vicinanze di una delle più grandi citta del tibet "Lhasa".

In questo monastero Yamir apprende moltissimo dalla teoria sulla meditazione alla pratica yoga, fino ad imporsi come uno degli studenti più promettenti del periodo, ma quello che Yamir ancora non sapeva è che avrebbe imparato una lezione ancor più importante, che non era scritta nei grandi e vecchi libri, custoditi nella libreria del monastero, ma nel suo cuore e fiorita con l'aiuto del grande maestro Naran nonché suo grande amico.

 Naran gli fece capire che la perfezione nella meditazione non eiste, come non esiste negli esseri che popolano la terra, ma solo nel profondo del nostro cuore e della nostra anima,e siamo noi a trovare la giusta dimensione e il giusto posto. Dopo alcuni anni in Tibet Yamir tornò in India per fermarsi definitivamente alle pendici dell' Himalaya più esattamente a Ladakh detto il "piccolo Tibet" regione di numerosi monasteri buddhistii detti "Gompa" ed è lì che Yamir ha trovato tutt'ora la sua dimensione e il suo posto nel mondo.

 Non serve andare lontano fisicamente...ma solo con il cuore e con l'anima....sono queste le ultime parole del suo grande amico e maestro Naran.